QUELQUES MOTS

SUR

LE CHOLÉRA.

QUELQUES MOTS

SUR

LE CHOLÉRA

PAR LE

Dr HARO

MEMBRE DE L'ACADÉMIE IMPÉRIALE DE METZ ET DE LA SOCIÉTÉ D'ARCHÉOLOGIE
ET D'HISTOIRE DU DÉPARTEMENT DE LA MOSELLE.

STRASBOURG

TYPOGRAPHIE DE G. SILBERMANN, PLACE SAINT-THOMAS, 3.

1865.

QUELQUES MOTS

SUR

LE CHOLÉRA.

Dans l'intervalle de trente ans, quatre épidémies de choléra ont sévi en France. Chacune a été successivement pour le corps médical un objet de sérieuses études, de nombreuses expériences et de savantes doctrines.

Le dévouement le plus courageux, le zèle le plus persévérant n'ont fait défaut nulle part pour porter la lumière sur la nature et le traitement de ce cruel fléau, et cependant, plus nous avançons, plus les observations se multiplient, moins les documents qui en résultent s'allient pour former un corps de doctrine qui puisse servir de guide pratique au médecin.

Or pourquoi, après tant d'épreuves et de travaux consciencieux, cette diversité dans les opinions des auteurs les plus capables de dissiper cette pénible incertitude? C'est que les préjugés, qui dans toutes les branches des connaissances humaines ont été la pierre d'achoppement de la vérité, sont venus aussi embarrasser les premières pages de son histoire. De là, son origine livrée aux hypothèses les plus excentriques, ses causes méconnues, sa nature mal interprétée, et son traitement abandonné à l'anarchie la plus déplorable.

Commençons donc par déblayer, s'il est possible, le chemin que nous nous proposons de suivre.

Le choléra envahit rarement plusieurs localités à la fois,

on dirait qu'il serpente d'un lieu à l'autre, qu'il suit même la direction de certains vents et qu'il accompagne, dans leurs migrations, les voyageurs qui en sont atteints, de là quelques observateurs ont conclu que, surgi des bords du Gange, ou du Nil, par exemple, selon les uns, sous forme de vapeur, selon les autres, sous forme d'œufs d'animalcules microscopiques, il s'élance dans l'espace, transporté par les vents, pour aller s'abattre dans de lointaines régions, ou bien qu'il s'attache au corps des voyageurs, à leurs effets, à leurs marchandises, et ne se ravive, pour produire de nouveaux désastres, que quand ceux-ci sont arrivés au terme de leur voyage.

Ces diverses manières d'expliquer le phénomène répondent-elles à ce qu'exige une raison sévère? De ce qu'une épidémie éclate dans une localité, après l'arrivée d'un navire ou d'un voyageur provenant d'un foyer infecté de la même maladie, est-il logique de conclure qu'il y a eu importation, et par suite transport de miasmes ou d'œufs d'animalcules par ce navire ou ce voyageur, ou encore par la voie des vents soufflants dans la direction de cette localité, et n'est-il pas plus naturel de penser, d'après le principe, que les mêmes causes produisent les mêmes effets, que si une maladie a pu se développer *a priori* dans un lieu quelconque, elle a pu aussi se développer également dans un second, dans un troisième, ensemble, ou successivement, sans qu'il y ait eu entre eux la moindre communication, pourvu qu'ils se trouvent dans les mêmes conditions?

Ce raisonnement bien simple nous paraît avoir déjà une grande portée contre toutes les hypothèses par lesquelles on a cherché jusqu'à présent à expliquer l'apparition subite du choléra dans des contrées qui ne paraissaient pas en contenir les premiers éléments. Mais ce n'est pas la seule objection qui se présente lorsqu'on les soumet à un examen attentif.

D'abord, la supposition du transport des miasmes par la voie de l'air, à des intervalles aussi considérables que ceux du Gange ou d'Alexandrie à Marseille, n'est pas soutenable. Tout miasme, en effet, est gazeux ou solide; s'il est gazeux, il doit se comporter comme tous les gaz, qui se mettent en équilibre avec l'air ambiant, en perdant d'autant plus de leurs forces qu'ils se disséminent davantage. Il est reconnu que les émanations méphitiques (Monfalcon), si l'air est calme, ne s'étendent pas à une grande distance, 4 ou 500 mètres en hauteur et 2 ou 300 horizontalement, et que, par conséquent, les habitations placées à ces distances, en plaine ou sur les montagnes, sont soustraites à leur action délétère. Il est vrai qu'entraînées par les vents, elles se portent à de plus grandes distances; mais, à 15, 20 ou 30 lieues au plus, elles ne peuvent plus avoir d'action délètère, et encore faut-il que pendant longtemps le vent souffle dans la même direction, qu'il ne rencontre pas des circonstances qui le dépouillent des principes dont il est chargé, comme de grands cours d'eau, des forêts etc.; or il y a loin de cette distance à celle du Gange, ou même d'Alexandrie à Marseille. En admettant donc l'hypothèse que le choléra asiatique a pour berceau les rives du Gange, on voit qu'il ne pourrait jamais nous atteindre par la voie de l'atmosphère. S'il ne peut pas nous venir par cette voie sous forme de miasmes, à plus forte raison ne parviendra-t-il pas jusqu'à nous sous une forme solide ou sous celle d'œufs des animalcules propres aux lagunes de ces fleuves marécageux, parce que la pesanteur de ces corps, quelque légers qu'ils soient, tend à les rapprocher de la terre, et par conséquent à les arrêter en route.

D'ailleurs, et pour en finir tout de suite avec cette dernière hypothèse, je dirai que, même en l'admettant, elle ne pourrait nous rendre compte des effets terribles du choléra. Le microscope, il est vrai, nous a révélé l'existence d'un monde composé de monstres hideux, effrayants, dont nous faisons tous les jours, dans nos boissons et dans nos aliments crus, une consommation énorme ; et cependant ces innocents animaux ne nous ont jamais produit la plus légère indigestion ; il est d'ailleurs certain qu'aucun œuf du règne animal n'est venéneux (car même le reproche que l'on fait aux œufs de brochets et autres à certaines époques n'est pas très-fondé). D'après cela, comment croire que des œufs d'animalcules transportés dans l'air, absorbés par les poumons, seraient la cause d'une maladie aussi désorganisatrice que le choléra ; il faudrait certainement y mettre de la bonne volonté.

Mais si le choléra ne tombe pas sur nous du haut des nues, où il se réfugie lorsqu'elles passent sur l'un de ses foyers, ne peut-il pas nous être importé par des voyageurs qui nous arrivent encore imprégnés de son venin dangereux ?

Cette question, si longtemps débattue, et qui se reproduit à toutes les épidémies, malgré ses nombreux échecs, ne puise-t-elle pas sa vitalité dans une erreur fondée sur une fausse analogie entre le choléra, dont la parfaite innocuité est généralement reconnue et certaines maladies miasmatiques virulentes, comme la peste, le typhus, la fièvre jaune, et n'est-ce pas cette erreur qui a disposé les meilleurs esprits à croire à l'importation ?

Nous lisons dans un article de la *Gazette des hôpitaux,* du 17 octobre : Voici le véritable état des choses : « un navire est parti d'Alexandrie le 1er juin, emportant 67 pèlerins de la Mecque ; huit jours après son départ, le 9 juin, il jetait à la mer 2 de ces pèlerins, et le 11 juin, il débarquait les 65 restants, dont l'un succombait en touchant terre ; ces pèlerins venaient de la Mecque par Djeddah et Suez. Du 20 mai au 22 juin, il en est passé à Suez près de 20,000, tous plus ou moins infectés, et l'on s'est empressé de les envoyer à Alexandrie, afin de les embarquer pour l'Europe ou ailleurs. »

Du 22 mai au 1er juin, plusieurs milliers de ces pèlerins, plus ou moins infectés, sont venus camper à Alexandrie. Mais l'auteur ne dit pas dans quel état se trouvait Alexandrie, ni si les mêmes causes qui ont développé le choléra à la Mecque, n'existaient pas dans la première ville, où l'épidémie se serait manifestée spontanément, sans l'arrivée des pèlerins.

M. le docteur Sélim-Ernest Maurin a rempli cette lacune pour ce qui concerne Marseille : « Les rues du vieux quartier et des faubourgs de Marseille étant mal tenues, les rues tortueuses de la vieille ville ne pouvant être parcourues, pour la plupart, par des voitures d'arrosage, les déjections n'en sont entraînées que lorsque l'eau coule dans les ruisseaux. Les rues des faubourgs ne sont pas encore toutes nivelées ; elles manquent d'égouts, quelques-unes n'ont pas de caniveaux.

« Les déjections et les eaux d'évier y forment parfois des flaques pestilentielles ; la police a constaté chaque nuit le jet de mille vases sur la voie publique.

« Les fruits ont été très-abondants et d'un prix proportionnellement très-bas ; les autres denrées, par contre, étaient fort chères. La classe pauvre, dont la misère était augmentée par suite d'une stagnation d'affaires, s'est nourrie presque exclusivement de crudités pendant les mois de mai et de juin. Les Italiens surtout, au nombre de 25,000 environ, à Marseille, entassés dans des logements étroits, au

*

centre de la vieille ville et dans les faubourgs, abusaient des melons, des pastèques, des fruits aqueux, des tomates crues, des pâtes, dont ils faisaient leur nourriture habituelle.

« C'est dans de telles conditions que le choléra nous a surpris le 7 juin, c'est-à-dire une quinzaine de jours après son début à Alexandrie. »

Quelle induction ce triste tableau peut-il nous suggérer ? Faut-il dire : le choléra n'a débuté à Marseille, si bien préparée pour le recevoir, que onze jours après s'être montré à Alexandrie, donc il vient d'Alexandrie, *post hoc, ergo propter hoc ;* ou bien Marseille s'est trouvée dans des conditions atmosphériques, telluriques, fluidiques et individuelles, aussi favorables à son développement que celles qu'il avait trouvées à Alexandrie, et il y a pris naissance par la simple force des choses. M. le docteur Jules Guérin confirme cette manière de voir. « Ce qui s'est passé depuis, et ce qui se passe encore en ce moment hors de Marseille, dit-il, nous porte à adopter plutôt l'opinion d'une constitution épidémique locale, née sous l'influence combinée de conditions atmosphériques exceptionnelles et de mauvaises conditions hygiéniques individuelles, et à n'attribuer à l'importation qu'une part accessoire tout au plus. »

C'est à peu près le langage que tenait Broussais trente ans plus tôt : « Nul doute que la maladie ne se soit développée chez des personnes qui n'avaient pas été en contact avec des cholériques. La maladie est trop prompte dans sa marche pour que l'on puisse supposer qu'elle a été apportée par un bâtiment. Si elle était arrivée de cette manière, on le saurait ; ce serait dans le port de Calais, ou tout autre, qu'un cholérique déposé dans une maison, aurait communiqué la maladie à quelques personnes ; eh bien ! l'on n'a rien constaté de tout cela. Reste à alléguer que le venin cholérique a été communiqué par des effets ou des marchandises arrivés d'Angleterre, ou bien que des personnes venant du Nord ou de l'Est l'ont apporté de cette manière, l'ayant emprunté aux cholériques et sans en être elles-mêmes affectées ; mais cette allégation est une hypothèse, et elle se trouve en contradiction avec les expériences consignées dans les rapports des médecins qui ont étudié l'épidémie à Varsovie, en Russie, ainsi qu'avec toutes celles qui ont été relatées dans l'ouvrage de M. Sophianopoulo.

« Pour ma part, je me sens porté à admettre que des iufluences atmosphériques inconnues préparent insensiblement les corps des hommes et des animaux au choléra, et que toutes les grandes perturbations de l'économie peuvent lui servir, chez l'homme, de causes déterminantes. »

A quoi serviraient de plus nombreuses citations?

Depuis cette époque jusqu'à nos jours, a-t-on constaté quelques nouveaux faits qui donnent le démenti à ce prince de la science? On nous parle d'un vaisseau portant soixante-sept individus sortis d'un foyer particulier. Ces individus vivent ensemble dans les conditions les moins hygiéniques pendant quinze jours. Deux seulement meurent après le débarquement, les autres s'en vont en bonne santé, et parce qu'un peu après le choléra se développe à Marseille on affirme que ce sont ces deux individus qui l'ont importé ; mais d'abord pourquoi ne l'ont-ils pas donné à leurs compagnons et à tout l'équipage? Si le miasme est venu avec eux, il a dû conserver sa force délétère depuis son point de départ et excercer partout sur son passage la même influence; car je ne pense pas qu'il tombe dans l'esprit des plus crédules qu'il s'est endormi pendant toute la traversée et qu'il ne s'est réveillé qu'au port. On attribuait dernièrement l'explosion du choléra dans une commune des environs de Bouzonville à l'arrivée d'un parisien, qui en avait été atteint et guéri, et l'on prétendait avoir remarqué que les personnes seules auxquelles il avait rendu visite en avaient été frappées; d'abord s'il était guéri, il ne devait plus être une cause personnelle d'infection, et ensuite en admettant qu'il ait conservé quelques germes dans ses vêtements, pourquoi ces germes ne se sont-ils pas développés dans les wagons qui l'ont amené à Metz, dans cette ville qu'il a traversée, dans la diligence qui l'a conduit à Bouzonville? Nous ne finirions pas d'énumérer les contradictions que l'on peut opposer à ces hypothèses. « La contagion, dit Broussais, p. 12, n'est pas admissible si l'on entend une contagion semblable à celle de la petite vérole, car le choléra ne s'inocule pas comme la petite vérole, comme la gale; il ne se communique pas de cette manière; des personnes se sont inoculé le sang des cholériques, d'autres l'ont goûté, plusieurs ont imprégné leurs vêtements des excrétions des cholériques, quelques-uns ont eu le courage de se coucher à côté d'eux; enfin on a fait toutes sortes d'essais de cette nature, et ceux qui ont eu le courage de faire les expériences n'ont pas contracté le choléra.» D'ailleurs, s'il était vrai qu'une petite quantité de miasmes importés dans une localité fermente, se développe, envahit toute une population, on devrait voir le fléau acquérir d'autant plus de force, qu'il fait plus de victimes, puisque chaque victime deviendrait à son tour un foyer d'infection, et il devrait ne s'éteindre qu'après avoir anéanti toute la population et lorsque les victimes lui feraient défaut. Or nous voyons que partout où il a fait d'abord quelques ravages, il est bientôt enrayé par les mesures énergiques d'hygiène que l'autorité met en vigueur.

De ces considérations ne peut-on pas tirer avec quelque apparence de probabilité la conclusion que le choléra n'étant pas une maladie miasmatique virulente comme la peste, le typhus etc., il ne peut se communiquer comme ces dernières maladies par le contact ou se transmettre d'un lieu à l'autre par un véhicule quelconque et qu'il faut, si l'on en veut connaître l'origine, la chercher dans un autre ordre de phénomènes; en 1854, j'écrivis ces mots (voy. *le Vœu national*, 12 novembre) :

« On a toujours signalé, comme causes du choléra, les excès de table, l'abus des liqueurs, des viandes indigestes, des fruits aqueux, acides; les chaleurs de l'été, surtout à la fin de cette saison; l'humidité de l'automne à son début; le froid des nuits succédant à la chaleur du jour, et, en général, toutes les causes qui affectent les voies digestives, soit directement, comme les aliments et les boissons, soit indirectement, comme les variations de température.

« Or si nous jetons un coup d'œil sur les circonstances dans lesquelles se sont trouvées, cette année, les personnes qui ont été le plus généralement atteintes, il nous sera facile de nous convaincre que ces circonstances ont toutes concouru dans le même sens.

« Cette année a été marquée entre toutes les autres par l'irrégularité vraiment phénoménale des saisons; la chaleur excessive, le froid succédant à la chaleur, l'humidité jointe à la chaleur ou au froid, la mauvaise qualité des légumes et des fruits, les difficultés de la récolte, pendant laquelle les travailleurs ont eu constamment les pieds dans l'eau et la tête au soleil ou à la pluie; la crainte incessante que les récoltes ne vinssent à manquer, jetant sur tous les pères de famille une tristesse inaccoutumée; toutes causes qui ont exercé plus ou moins leur influence dans toutes les localités et ont prédisposé puissamment les organisations faibles ou irritables à contracter les germes de la maladie, c'est-à-dire cette irritation lente des organes digestifs qui n'attend qu'une imprudence, qu'un écart de régime, pour éclater.

« Or ces écarts ne se sont pas fait longtemps attendre; il est notoire que, dans presque toutes les communes, les premières victimes ont été prises parmi les êtres assez dépourvus de raison pour braver le mal qui les menace, et se rire même des conseils que la prudence leur donne pour l'éviter chez le plus grand nombre. Ce n'est pas la misère, ce n'est pas l'insalubrité des habitations, ce n'est pas la mauvaise qualité des aliments, car quoi que l'on puisse dire sur ces trois articles, il est constant que chez peu de peuples, l'ouvrier et le paysan sont mieux nourris et mieux logés qu'en France, et en France mieux que dans notre département. Mais chez les uns nous trouvons toujours, comme cause première du développement de la maladie, la pernicieuse habitude des liqueurs fortes, ou quelque excès du même genre; chez les autres, quelque imprudence de régime, boire abondamment de l'eau froide, quand le corps est en transpiration, manger avidement des fruits souvent verts, de préférence à des aliments plus sains; travailler, à peine couvert d'une chemise, sous un soleil ardent ou à l'action continue d'un vent sec et glacial; chez un grand nombre enfin (et cette dernière est sans doute bien déplorable, car elle ne choisit pas ses victimes), la peur vient paralyser les fonctions et occasionner les accidents phénoménaux qui ont anéanti tant de familles. Dans tous ces accidents peut-on voir quelque chose de spécifique? ne nous offrent-ils pas, au contraire, une série de faits généraux, défavorables sans doute, mais dont tout le monde peut se garantir, et d'imprudences personnelles qui, en résumé, ne sont pas inévitables? »

Cette manière de voir nous paraît fortement corroborée par ce fait remarquable qui ne nous semble pas avoir attiré suffisamment l'attention des observateurs, c'est que, contrairement à toutes les autres maladies épidémiques auxquelles on a assimilé le choléra, au moins sous le rapport de son origine, il se montre très-souvent isolé, apparaissant tout à coup aux époques de la chaleur et des pluies orageuses, dans les grands centres de population, et plus rarement dans les campagnes, c'est ce que l'on appelle le *choléra sporadique.* Ce dernier ne reconnaît que des causes anti-hygiéniques, il naît chez l'individu dans lequel il se développe et meurt avec lui. Quand le nombre de ses victimes ne dépasse pas le chiffre ordinaire de la mortalité, personne ne s'en préoccupe, pas plus que d'une foule d'autres maladies, non moins graves, et jamais il n'a été le sujet d'aucune de ces théories excentriques que chaque apparition du choléra sporadique a vues naître. Cependant, ces cas isolés ont une cause, si elle ne vient pas du Gange ou d'ailleurs, elle est inhérente au sol où ils se sont manifestés ; or si cette cause inhérente au sol a pu produire un cas, pourquoi pas deux, pourquoi pas mille, quand elle acquiert plus de force, s'étend et agit sur une plus grande échelle?

On pourrait objecter à ce raisonnement que le choléra sporadique offre dans ses symptômes des nuances que l'on ne retrouve pas dans le choléra épidémique et que ces nuances différentielles pourraient bien provenir de la différence de leurs causes. Mais, pour quiconque les a observés dans toutes leurs circonstances, il reste avéré que sous leurs apparences les plus polymorphes on retrouve toujours le même principe de maladie, que par conséquent rien ne s'oppose à ce qu'on leur attribue la même ou les mêmes causes, d'où il résulterait, d'après toutes les considérations précédentes, que le choléra, en général, est une maladie locale, sortie d'autant de foyers qu'il y a de lieux sous son influence. Voyons maintenant si, à l'aide de cette dernière hypothèse, nous parviendrons à découvrir ou au moins à soupçonner la cause première qui agit dans chaque foyer de manière à produire des effets à peu près identiques.

On dit généralement que les intempéries des saisons, la misère, les excès de tous genres, l'air impur des villes, des camps, des grands rassemblements d'hommes sont les conditions indispensables de son développement, mais ce sont aussi les conditions indispensables du typhus, de la dysenterie, de la peste. Pourquoi en sort-il le choléra de préférence à toute autre de ces maladies? nécessairement il y a à cela une cause; mais quelle est cette cause? Est-ce l'électricité? sont-ce des gaz méphytiques qui se dégagent de la terre soumise à des influences atmosphériques particulières?

Cette opinion, tout hypothétique qu'elle puisse paraître à première vue, n'en a pas moins été jusqu'à présent celle des médecins les plus érudits. Citons quelques exemples: « Les causes du choléra-morbus peuvent être distinguées en prédisposantes et en déterminantes: lorsque cette maladie se montre tout à coup sous un caractère épidémique, elle est le résultat de l'action pernicieuse des transitions brusques d'une très-grande chaleur à une température basse et humide; si à cette cause il se joint, en même temps, une masse plus ou moins grande d'effluves méphytiques, qui surviennent par des pluies d'orage, sur des terrains où croupissent des animaux putréfiés, tels que ceux où ont existé des lacs d'eau douce, des cimetières et des marais desséchés; si ensuite des vents s'élèvent et marchent dans la direction des habitations, le mal s'aggrave et se propage rapidement (le baron Larrey, *Mémoire sur le choléra*). C'est ce qui constitue l'atmosphère cholérique reconnue et signalée par les premiers observateurs.

« Cette atmosphère est une disposition, un état, une manière d'être de l'air qui entoure et couvre une maison, un hameau, un village, une ville, un pays ; une telle atmosphère, ou si l'on veut un tel air est pour moi dépourvu de parcelles spéciales, d'émanations *sui generis*, de virus cholérique. Si dans l'atmosphère il existait une matière ou virus cholérique, il attaquerait en même temps tous les villages et toutes les villes dans une grande étendue sans exception. L'atmosphère cholérique est donc pour moi une disposition de l'air analogue à celle qui engendre les épidémies de dysenterie, de coqueluche, de rougeole, et même les épizooties » (*Sophianopoulo*, Vienne et Autriche 1831-1832 ; p. 4 et plus loin p. 157).

Ces opinions, qui ne pouvaient être encore que formulés comme de simples doutes à l'époque où elles ont été émises, ont pris, dans l'ouvrage plus récent du docteur Burdel sur les fièvres paludéennes, une plus grande consistance. « Le sol, dit cet ingénieux auteur, avec les éléments qui le constituent peut être comparé non sans raison à une vaste pile galvanique, fournissant parfois à l'atmosphère une somme énorme d'électricité, et d'autres fois au contraire la lui soutirant pour la retenir dans l'immense réservoir ; sorte de flux et de reflux de cet autre océan aérien, qui tour à tour s'avance et submerge l'homme, et tour à tour aussi se retire et le laisse à découvert par un véritable mouvement périodique, variable sans doute, mais toujours certain. »

Matières salines, acides, matières minérales et humidité, rien ne manque dans la constitution de cette pile gigantesque, que le soleil vient aviver par ses rayons ; sous cette influence les molécules humides répandues si abondamment dans la couche superficielle du sol éprouvent un mouvement continuel et incessant de composition et de décomposition, pendant lequel se dégage une quantité énorme d'électricité, » et j'ajouterai en même temps une quantité énorme de gaz délétères dont l'action sur l'économie est aussi énervante (Burdel, p. 30).

Que cette espèce de fermentation s'opère dans un terrain inculte nouvellement cultivé, dans une ville où l'on creuse les fondations de nombreux édifices, ou dans une agglomération d'hommes dont les déjections humectent une terre desséchée depuis longtemps, le phénomène est le même et produit partout les mêmes résultats.

M. Fourcoult, qui, un des premiers en France, a manifesté l'opinion que les causes météorologiques du choléra tiennent à la non-équilibration de l'électricité atmosphérique et du magnétisme terrestre, a indiqué que, par suite de ce défaut d'équilibre, les corps vivants perdant une partie de leur électricité, se trouvent soumis aux accidents graves que les causes secondaires peuvent déterminer dans les fonctions importantes.

Ainsi donc à la fois variations de l'électricité terrestre, fait qui se confirme tous les jours de plus en plus par les expériences sur l'ozone, effluves plus abondantes d'émanations méphytiques, fournies par les foyers d'infection : telles seraient, dans le sens de ces auteurs, les véritables causes du choléra.

Sans doute, malgré les progrès de la physique générale, qui nous ont révélé le rôle puissant que l'électricité joue dans l'organisme, il y a encore de grands pas à faire dans la science, avant d'arriver à une formule qui nous serve à dire pourquoi dans telle circonstance, tel courant électrique, en plus ou en moins, a produit la fièvre intermittente, tel autre la dysenterie et tel autre le choléra; mais en attendant il nous paraît difficile de ne pas admettre cette théorie, quand il ne nous reste plus, après ce que nous avons vu des précédentes, que celle-là qui puisse servir de refuge à notre ignorance.

Peu nous importerait au fond la solution de toutes ces questions ardues sur l'origine et la cause du choléra, si elle ne devait pas jeter quelque lumière sur la nature de cette maladie, qui nous restera inconnue tant que nous ne connaîtrons pas l'agent qui la produit et son mode d'agir sur nos organes. Même en admettant qu'elle a pour cause des effluves d'émanations terrestres chargées d'électricité, ce qui nous paraît le plus probable, il nous reste à savoir quel genre de modifications ces effluves impriment à l'économie. Est-ce une affection inflammatoire étendue à toute la surface du tube digestif (Broussais), une inflammation violente de la membrane interne de l'estomac et des intestins, accompagnée et souvent précédée d'accidents nerveux plus ou moins prononcés (Scoutetten), un affaiblissement des contractions du cœur (Magendie), une entéralgie (Andral), une paralysie des organes de la circulation (Achet), une paralysie des intestins (Sinagowitz), une altération du sang par l'addition d'un agent délétère lequel paraît porter spécialement son action sur les nerfs de la circulation et de la respiration et sur la membrane muqueuse des voies digestives (Rochoux)? La preuve qu'il n'y a rien de certain à cet égard c'est que chaque auteur a tracé son plan sur le même canevas, ce qui en a fait un labyrinthe plus inextricable que celui du minotaure et qu'au point où nous sommes arrivés il ne nous reste d'autre fil pour en sortir que celui des symptômes de la maladie; c'est ce que le docteur Boisseau avait déjà eu le bon esprit de faire il y a trente-cinq ans; « le choléra, dit-il, est une irritation nerveuse, puis secrétoire, parfois inflammatoire de l'estomac et des intestins, notamment des gros, caractérisée par des évacuations abondantes et multipliés par haut et par bas, et dans le cours de laquelle les systèmes circulatoires et respiratoires s'engorgent de sang noir dans leur partie veineuse en même temps que l'encéphale et la moelle.»

Ce que nous disons de la nature du choléra s'applique à son traitement. Ne connaissant cette maladie que par ses symptômes, ce n'est que par ceux-ci que nous pouvons l'attaquer; mais c'est ici surtout que nous avons des distinctions importantes à établir; car tous les symptômes n'ont pas la même importance, et il est souverainement dangereux, comme une pratique malheureuse l'a prouvé jusqu'à présent, d'intervertir leur ordre de prédominance.

Dans la période prodromique, l'élévation du pouls, les étourdissements, les éblouissements, l'oppression stomacale, les douleurs vagues dans les extrémités, l'insomnie révèlent une surexcitation du système sanguin. Une légère déplétion le calme et arrête le développement des accidents consécutifs.

Dans la période plus avancée, quand les malades sont en proie à des évacuations nombreuses, le sang perd son sérum et devient plus visqueux, il ne coule plus que difficilement dans les vaisseaux, le pouls disparaît, l'asphyxie est imminente, des stases sanguines s'établissent dans les viscères etc.

Dans ces conditions quelle indication a-t-on à remplir au plus vite? C'est de rétablir la circulation, c'est de s'opposer à l'asphyxie qui, en envoyant du sang noir au cerveau, le jette dans une torpeur que la mort va bientôt suivre. Cela est tellement vrai que tous les médicaments qu'on a préconisés contre le choléra avaient principalement ce but quoiqu'ils l'aient manqué généralement. Il faudrait pouvoir rendre au sang tout son sérum ; or cela n'est pas possible.

Les boissons aqueuses sont rejetées, les lavements rendus immédiatement, les bains, s'ils agissent, agissent trop lentement; il n'est donc qu'un moyen de conjurer promptement ces redoutables accidents, c'est d'enlever le plus tôt possible une certaine quantité de sang. Cette déplétion a pour résultat immédiat de relever le pouls, par suite les stases sanguines disparaissent, les fonctions respiratoires se rétablissent petit à petit. Le système nerveux, qui reçoit maintenant du sang hématosé, sort de sa torpeur, les crampes disparaissent, et une réaction modérée se déclare. Celle-ci sera bientôt suivie d'une convalescence, qui dès lors est certaine.

En 1854, j'écrivais les pages suivantes (*Moniteur de la Moselle*, 28 septembre) :

Très-souvent la manifestation des symptômes cholériques est précédée d'un sentiment pénible de pesanteur à l'épigastre; la langue est blanche et rouge sur les bords, la respiration est gênée ; dans ce cas, douze à quinze sangsues à l'épigastre, cataplasmes sur cette région, une tisane émolliente, quelques lavements rétablissent l'équilibre des fonctions; le régime alimentaire doit se composer ensuite exclusivement de potages, de viande et d'eau.

D'autres fois les individus sont affectés d'une diarrhée plutôt incommode que pénible; alors il faut appliquer les sangsues au fondement, prendre un grand bain, des lavements réitérés d'eau de racines guimauve avec addition de de cinq ou six gouttes de laudanum, observer la diète et faire usage d'une infusion tiède de bouillon blanc, de fleurs de guimauve etc. Mais lorsque la maladie éclate après les premiers avertissements, ou même sans symptômes précurseurs, et qu'à la fois surviennent les vomissements, les évacuations alvines, les crampes, la cyanose, il faut attaquer simultanément tous ces symptômes, poser d'abord les sangsues au fondement, ensuite à l'épigastre, donner de quart d'heure en quart d'heure un lavement émollient avec six à huit gouttes de laudanum; les mêmes tisanes répétées de minute en minute, entretenir sur l'abdomen un large cataplasme laudanisé et envelopper les extrémités avec une flanelle imbibée de laudanum. Si les symptômes ne s'amendent pas, revenir aux sangsues et ne s'arrêter que lorsqu'on est sûr du succès, ou bien convaincu que tous les efforts humains seraient impuissants.

Avant moi, M. le docteur Scoutetten écrivait ces lignes dans son excellente histoire du choléra. « Au début, administration d'un bain tiède et même chaud. Si les extrémités sont déjà refroidies, sur la peau des liniments calmants; saignée au bras. Les sangsues ont aussi rendu de grands services : 63 malades, présentant les symptômes les plus violents, subirent des applications de sangsues à l'épigastre; les symptômes alarmants disparaissaient aussitôt que les sangsues avaient fini de sucer. Ces moyens seront encore secondés, selon les circonstances, par l'administration de l'eau simple, de l'eau de gomme donnée à petites doses souvent répétées; les évacuations seront combattues par les lavements mucilagineux ou anodins et amylacés. Ce traitement est sanctionné par l'autorité de Sydenham, par Sauvages, par Broussais, et par la grande majorité des médecins les plus distingués de leur époque.

On ne peut nier que ces leçons des grands maîtres n'aient eu les plus heureux résultats partout où elles ont été mises en pratique avec intelligence et avec persévérance dans le courant de l'épidémie de 1832 et de 1849, époque à laquelle, sur 60 malades, je n'ai eu dans ma pratique que 2 décès. »

Ce qui est arrivé à cette époque, se reproduit aujourd'hui (1854) sous nos yeux. Les excitants, les évacuants n'ont sauvé aucun malade, tandis que les déplétions sanguines, employées dans des proportions convenables, ont réussi dans tous les cas que j'ai eu à traiter à Metz et aux environs.

A quelque période de la maladie que j'aie appliqué ce traitement, il a donné le même résultat, et sa simplicité le met à la portée des gens de la campagne, en attendant l'arrivée d'un médecin ; en voici des preuves irrécusables. M. le curé de Saint-Baudier m'écrivait ces mots (*Vœu national,* 15 oct. 1854) : depuis le 28 août jusqu'au 27 septembre, j'ai compté 85 personnes de ma paroisse atteintes plus ou moins gravement des symptômes cholériques ; 5 seulement ont succombé. Parmi ces dernières, je crois pouvoir affirmer qu'il n'y en a pas une seule qui n'ait été victime ou de quelque prédisposition, soit d'âge, soit de tempérament, ou de quelque écart de régime.

Parmi les 80 autres malades, qui ont été plus ou moins gravement atteints et ont reçu des soins médicaux, il y en a surtout 4 dont la vie a été menacée d'un imminent danger.

A l'égard des 76 autres malades, il est à remarquer qu'avant le 29 août presque aucun ne s'était plaint ; ce n'est que le lendemain de la mort des deux premières victimes, lors de notre visite, que plusieurs vous ont consulté en ma présence, et qu'à la plupart vous avez conseillé la saignée.

Le jour suivant, pareille chose s'est renouvelée devant moi et en présence du médecin que vous avez rencontré, et qui nous a accompagnés chez plusieurs malades du village. Ce médecin m'a assuré avoir reconnu dans ces circonstances l'utilité réelle de la saignée pour tous ceux à qui vous l'aviez prescrite, et l'exactitude des indications que vous m'avez données en sa présence sur les signes qui en réclament l'emploi.

Sur la totalité des malades, il y en a eu une quarantaine qui ont été saignés; et, à l'exception de deux ou trois, tous les autres, dès le lendemain ou les premiers jours suivants, ont cessé de se plaindre et de se soigner. C'est surtout dans l'intervalle des trois premières semaines que j'ai eu occasion de faire cette remarque.

Un autre fait également remarquable, c'est qu'à dater du 10 septembre, une cérémonie religieuse ayant eu lieu pour obtenir la cessation du fléau, il n'y a plus eu d'autre cas que ceux des époux Hennequin, dont le mari a été victime d'imprudences réitérées. Les malades en danger n'ont pas tardé à entrer en convalescence, et tous les autres se sont trouvés bientôt rétablis. Cet heureux résultat doit-il être attribué à l'efficacité du traitement antiphlogistique, ou à l'éloignement de la crainte, ou à l'influence des principes religieux sur les esprits, ou à l'efficacité d'un secours surnaturel? J'abandonne cette décision à une expérience plus éclairée que la mienne, dans une question de ce genre, et me borne à constater des faits certains.

D'après une note de M. le curé de Servigny (*Vœu national*, même époque), 12 malades ont été traités par les émissions sanguines; 4 sont morts. Mme Vion, jeune femme, qui, en soignant son mari, dont la position avait été alarmante pendant plusieurs jours, eut l'imprudence de cacher jusqu'au dernier moment qu'elle-même était sérieusement atteinte; Louis Sar, arrivé au terme d'un anévrysme accidentel, et dont le choléra n'a fait qu'abréger l'existence peut-être de quelques semaines ; le père de ce dernier, pour qui les secours sont arrivés trop tard, et enfin la mère qui, malgré l'épuisement causé par le chagrin, les veilles, le défaut de nourriture, touchait à la convalescence, n'a succombé que par suite d'accidents narcotiques occasionnés par l'usage inconsidéré de laudanum.

A Magny, sur 11 cholériques traités par la méthode antiphlogistique, 3 seulement ont succombé ; mais les derniers se trouvaient déjà à l'article où tout traitement devient en général inutile, et je dis en général, car il y a d'heureuses exceptions qui imposent le devoir de ne jamais abandonner un malade ; tel a été le cas d'un nommé Gaillard. Cet homme, dont la femme était morte le matin, se trouvait à neuf heures du soir jeté sur sa paillasse, entouré de jeunes enfants incapables de lui porter le moindre secours ; il était noir, sans pouls, sans voix, sans connaissance. Je le condamnais à la première vue ; cependant, dis-je à M. le curé, si quelqu'un voulait lui appliquer des sangsues au fondement, on parviendrait peut-être à rétablir la circulation. Encouragé par ce léger espoir, le généreux pasteur revient, après mon départ, faire lui-même l'opération, et le lendemain le malade lui devait la vie.

Je citerai encore cette lettre de M. le curé de Saint-Julien, insérée dans le *Moniteur de la Moselle,* le 3 septembre 1854. Dans l'espace d'un mois, nous avions environ 80 malades et 18 sont morts ; de ces derniers, 3 n'ont pas été traités par les émissions sanguines ; parmi les 15 autres sont : un enfant d'un mois décédé par suite de faiblesse de constitution, un autre de seize mois et quatre de deux à six ans, qui n'ont succombé qu'à la suite d'accidents cérébraux, deux nourrices dont la maladie a été compliquée de la suppression de la lactation, deux vieillards, une fille de quarante-trois ans, rachitique et infirme de naissance, et un jeune homme à la suite d'une convalescence pénible.

Le choléra n'a donc foudroyé que trois personnes dans des conditions qui pouvaient faire espérer un meilleur résultat, mais à l'époque où elles ont été atteintes, nous n'avions pas employé la saignée, et il est possible que des sangsues n'aient pas tiré assez de sang.

De tous nos malades, ceux qui ont été saignés n'ayant encore d'autres symptômes cholériques que la diarrhée, quelques crampes légères avec envie de vomir et refroidissement de toutes les extrémités, il n'en est pas un seul chez qui le mal n'ait été arrêté. Les mêmes résultats, à peu près, ont été obtenus chez les malades qui étaient dans les mêmes conditions par d'abondantes applications de sangsues, mais moins promptement que par la saignée. Chez un grand nombre le sang ne coulant que difficilement, on a plongé le bras dans de l'eau chaude, et l'écoulement devint plus facile. Chez tous, après la saignée, le pouls, d'abord très-lourd et empâté, se relevait, et la chaleur, accompagnée d'une douce moiteur, succédait promptement au froid; le sang était presque noir, épais, collant comme de la poix, et sans aucun mélange de partie aqueuse.

On a pratiqué 63 saignées et fait 38 applications de sangsues. Depuis que les personnes qui se sentent indisposées se font saigner, nous n'avons plus de cas sérieux.

En résumé, sur 207 malades, j'ai eu 27 décès, et, comme on vient de le voir, presque tous occasionnés par des maladies ou des circonstances étrangères. Par quelle autre méthode thérapeutique a-t-on obtenu un aussi grand nombre de guérisons?

Je puis dire aujourd'hui de toutes ces autres méthodes ce qu'en disait le docteur Sophianopoulo en 1832 :

Pour arrêter les vomissements cholériques, j'ai vu très-souvent des médecins de grande réputation, des médecins de rois et d'empereurs, employer les médicaments qui suivent : bismuth, liqueur anodine d'Hoffmann, thé brûlant, éther sulfurique, punch au rhum, eau-de-vie chaude sucrée, teinture d'absinthe, teinture de musc, de castoréum, ipécacuana, huile de menthe, de canelle, acétate de morphine.

Par l'administration de ces moyens, j'ai vu très-souvent le vomissement arrêté ; mais les malades sont morts.

Pour arrêter la diarrhée cholérique, on a employé le simarouba en boisson, en lavements, la décoction de quinquina, le laudanum à haute dose, la gomme kino, le calomel à haute dose, le ratanhia, l'émétique, la scammonée, l'ipécacuana.

Cette terrible diarrhée a été coupée souvent en peu d'instants par l'usage de ces médicaments ; mais la plus grande partie des malades sont morts.

Pour la cessation ou l'extinction du pouls, on a voulu la guérir, en déposant dans l'estomac le vin de Hongrie, la serpentaire, la valériane, le quinquina, l'éther, l'eau-de-vie, l'acétate d'ammoniaque, les bons bouillons, et nos malades sont tous morts.

Mêmes résultats pour les autres symptômes traités par les mêmes moyens, d'où l'auteur conclut qu'il y a pour le choléra un bon et un mauvais traitement.

Tous les remèdes excitants, astringents, vomitifs évacuants et toutes les compositions qui paraissent depuis trois mois tous les jours dans les journaux sont nuisibles et incertains, c'est le mauvais traitement ; l'emploi des saignées générales et locales, mais plus abondantes qu'on n'ose généralement le faire (60 à 120 sangsues) sur l'épigastre ou au fondement, des boissons émollientes ou légèrement aromatisées, les préparations opiacées, la chaleur, sauvant le plus de malades, c'est le bon traitement.

Mais pourquoi le bon n'a-t-il pas prévalu ? Nous l'avons dit en commençant, c'est parce qu'il est naturel, qu'il est déduit tout simplement de l'observation ingénue des faits naturels, et que les esprits crédules, enthousiastes, sinon superstitieux, qui ont toujours été en plus grand nombre, ont fait prévaloir l'entité morbide qui dans leur imagination engendre le choléra, et de là, comme pour une foule d'autres maladies, est sortie l'interminable liste des antidotes qui font le désespoir des médecins.

A l'appui de tout ce que je viens de dire, je ne crois pouvoir mieux faire que de reproduire quelques passages d'une note de M. le docteur Félix Rochard, imprimée dans le numéro de l'*Union médicale* du 19 août 1865, sur les avantages de la saignée au début de la période asphyxique ou algide du choléra.

« J'étais à la Martinique, dit cet honorable praticien, en 1833, lorsque le choléra fit dans cette île une courte apparition. La plupart des malades offrirent dans leur ensemble et à un degré intense les désordres gastro-intestinaux habituels, dyspnée, angoisses, rougeur foncée de la peau, tendance au refroidissement. Songeant alors à cette remarque de Hunter que toutes les fois que le sang artériel est arrêté ou suspendu dans son cours il prend l'apparence et les qualités du sang veineux, je me hâtais de pratiquer une première saignée, quelquefois renouvelée, sinon suivie d'une application de sangsues en cas de douleurs persistantes dans ces régions ou sur le trajet des colons. J'omets à dessein les narcotiques, les astringents, les révulsifs, les stimulants, qui furent concurremment employés, ne voulant ici que fixer l'attention sur les conséquences des émissions sanguines. Plus d'une fois, en effet, je crus m'apercevoir que peu à peu, à mesure que fluait le sang, la circulation ralentie reprenait son activité; pour cela toutefois il fallait opérer au début, sitôt que se manifestait l'asphyxie, quelques heures écoulées il était déjà trop tard non-seulement si on laissait le mal atteindre son summum, la saignée était inutile, le sang ne s'offrait même plus à l'ouverture de la veine; à ce moment qui touche de près à la période algide, les symptômes alarmants vont rapidement croissants ou, s'ils doivent être conjurés, ne se dissipent qu'avec lenteur, le pouls reste faible et les malades tombent dans une adynamie dont on a grande peine à les tirer.

Les essais que je rappelle me semblent aujourd'hui mériter d'autant plus d'être pris en considération qu'en 1849, M. le docteur Duché, médecin distingué d'Auxerre, a publié dans la *Gazette des hôpitaux* (24 octobre) plusieurs faits qui attestent l'utilité éventuelle des émissions sanguines dans le traitement du choléra; ce savant confrère en faisait un large usage; un autre médecin du département de l'Yonne s'en est servi aussi avec succès pour prévenir les attaques imminentes de l'épidémie; suivant M. Duché, la théorie serait sous ce rapport conforme à l'expérience, la saignée tendant à faire disparaître cette asphyxie par défaut de circulation, qui est chez les cholériques la cause la plus prochaine d'une issue funeste.

Il serait désirable que de nouveaux essais vinssent confirmer les observations précédentes, car s'il était avéré que la saignée peut au début de la période asphyxique ou algide prévenir l'explosion des accidents les plus redoutables, cette découverte serait une bonne fortune pour les praticiens, réduits en ce cas à des remèdes d'une efficacité très-incertaine et très-variable.

La méthode par évacuations sanguines est d'ailleurs la plus expéditive; avantage non à dédaigner dans une maladie dont les atteintes sont si promptement mortelles; elles seront surtout une ressource précieuse pour les médecins des campagnes qui n'ont pas à leur portée les savantes compositions pharmaceutiques imaginées contre le choléra.

Je suis heureux, si je puis me servir de cette expression, d'avoir eu ces jours derniers l'occasion de réaliser le vœu de M. Félix Rochard, en mettant une fois de plus à l'épreuve l'action bienfaisante de la saignée.

Lundi soir (23 octobre), à dix heures, j'ai été appelé pour donner mes soins à une femme de Châtel-Saint-Germain. Depuis trois jours, elle avait une diarrhée légère, qui ne l'avait pas empêchée de se livrer à ses occupations; mais ce jour-là, dès le matin, elle avait été prise de coliques, d'évacuations alvines blanchâtres, de vomissements réitérés accompagnés de fortes crampes et de refroidissement général. La sœur infirmière du village l'avait fait mettre dans un grand bain, lui avait prescrit des infusions de menthe poivrée et de tilleul, des frictions continuelles sur les jambes: rien n'y faisait et le mal allait toujours en empirant. Vers le soir, M. le curé étant allé la voir, jugea la visite d'un médecin nécessaire et on vint me chercher. Quand j'arrivai, les évacuations avaient cessé, mais elle était en proie aux crampes les plus douloureuses; les muscles des jambes et des cuisses se crispaient et se tordaient comme des cordes. La peau était froide, bistrée, le tour des yeux noir, la voix éteinte, la respiration haletante; la suffocation était imminente. Je m'étais muni de 60 grammes de sirop de morphine et de 15 sangsues; je fis avaler à la malade la moitié du sirop, et, comme le pouls était encore sensible, quoique filiforme, je n'hésitai pas à pratiquer une saignée de 5 à 600 grammes et j'attendis le résultat. Un quart d'heure s'était à peine écoulé, que la face était moins froide, la respiration plus libre, et qu'une légère moiteur se manifestait aux jambes. Je prescrivis une cuillerée à café de sirop de morphine d'heure en heure, tisane de camomille, quelques lavements émollients, sacs de pommes de terre cuites à la va peur autour de la malade.

Après mon départ, la réaction alla toujours en augmentant, la transpiration devint abondante, il y eut quelques moments de sommeil, et le lendemain, lorsque je la revis, elle était brisée, presque sans voix, mais elle n'éprouvait plus que de légères crampes dans les orteils, le tour des yeux n'était plus noir, la transpiration continuait et la circulation était presque normale.

Hier elle prit du bouillon et aujourd'hui elle est en pleine convalescence.

Si tous les cas de choléra se présentaient avec la même simplicité sur des sujets aussi sains et aussi vigoureux que celui dont je viens de tracer l'histoire, le traitement en serait, comme on le voit, des plus simples, et le succès, presque toujours assuré, finirait par détruire les craintes qui, à ce nom redoutable, font frissonner les populations. Mais bien souvent il vient se greffer sur des maladies antérieures, qui modifient son action primitive, et c'est alors qu'au traitement général dont je viens de poser les premières bases, il faut ajouter des moyens dont le médecin traitant est le seul juge.

Mais alors le choléra rentre dans le cadre des maladies épidémiques ordinaires, qui sont moins effrayantes parce qu'elles n'ont pas la même soudaineté et qu'elles laissent au médecin le temps de se préparer au combat, quoique bien souvent elles ne fassent pas moins de ravages.

Nous espérons qu'un jour viendra où le choléra n'inspirera plus de craintes sérieuses, et c'est pour arriver le plus tôt possible à ce but désirable, que j'ai cherché à prouver : 1° que l'on peut s'en garantir par l'observation des sages conseils de l'hygiène ; et 2° s'en guérir par une médication exempte de préjugés.

P. S. Je viens de lire dans le numéro du 3 novembre de la *Gazette des Hôpitaux* cet extrait d'une lettre de M. le docteur L'Herminier père, adressée à M. le doctenr Fée, membre de l'Académie de médecine.

« Depuis le 22 octobre nous sommes la proie du choléra, sans savoir d'où il nous vient. Point de navires suspects, point de caravanes de la Mecque, point de chemins de fer pour nons l'apporter ; il est né dans nos murs, et en seize jours nous avons perdu 150 personnes.....

« Voilà une introduction sans introducteur et une spontanéité parfaitement prouvée. Localisée d'abord, la maladie s'est étendue sur la ville (Pointe-à-Pitre), qui se trouve dans les meilleures conditions possibles de salubrité. »

Je ne pouvais désirer une confirmation plus positive des idées que j'ai émises dans cet opuscule.

www.ingramcontent.com/pod-product-compliance
Ingram Content Group UK Ltd.
Pitfield, Milton Keynes, MK11 3LW, UK
UKHW020455230726
13925UKWH00005B/1957